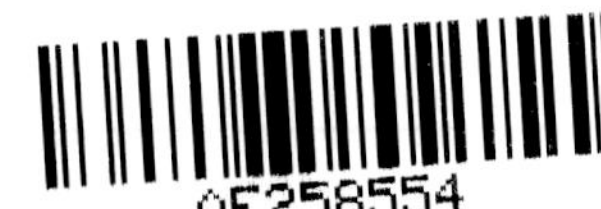
AF258554